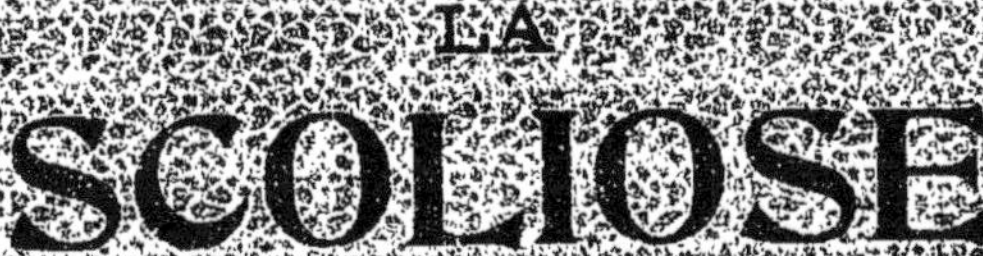

SCOLIOSE

Son traitement mécanique
remis aux mains
du Médecin de la famille

Renseignements
sur la Méthode d'emploi des
Corsets orthopédiques à leviers costaux
destinés au redressement de la Scoliose

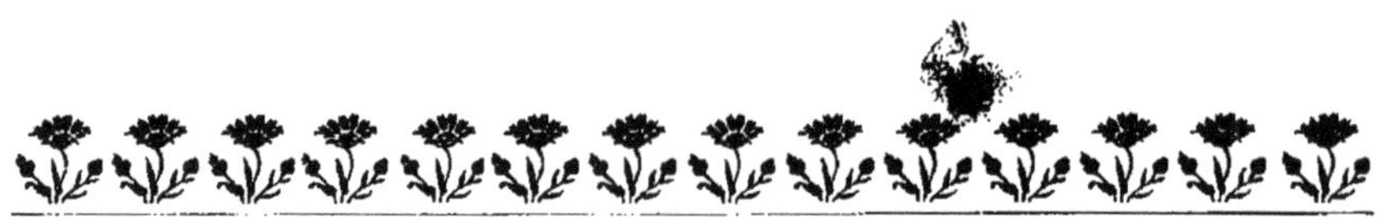

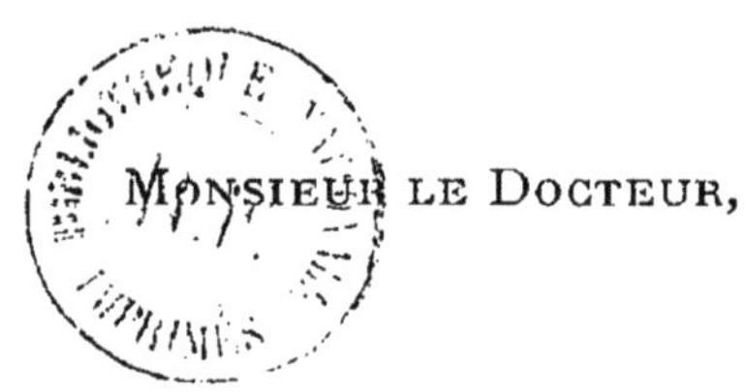

Monsieur le Docteur,

Au cours de votre pratique, vous avez pu constater combien sont nombreuses, et particulièrement chez les enfants et chez les adolescents, les défectuosités, les irrégularités et les déformations vertébro-thoraciques. Ces tares sont d'ailleurs si communes qu'on serait en droit de les considérer comme à peu près générales.

Il est en effet très exceptionnel de rencontrer, à la visite, des personnes dont le thorax soit vraiment équi-symétrique dans ses deux moitiés sagittales. Pour le plus grand nombre des individus, la morphologie et l'architecture pelvi-vertébro thoracique équi-sagittales ne se présentent presque jamais. Or, en se plaçant à ce point de vue, on doit se demander quelles peuvent-être les conséquences fonctionnelles, anatomo-mécaniques, que ces différences entraînent avec elles. Avant tout, il faut donc prévoir ce fait : c'est que le mécanisme musculo-vertébro-costo-articulaire peut-être affecté en lui-même par ces différences morphologiques, par ces asymétries, par ces malformations du squelette vertébro-costal. Ce mécanisme peut donc s'altérer à la fois dans ses organes articulaires, entre ses surfaces frottantes, et dans ses fonctions locomotrices normales. Et cela suivant l'importance des différences segmentaires et architecturales uni-sagittales introduites dans le système. Ces imperfections, ces anomalies, ces asymétries, ces déformations des pièces squelettiques et des surfaces articulaires, faussent l'ensemble de l'architecture pelvi-vertébro-costale et provoquent fatalement ainsi une statique différentielle, compensatrice des inégalités anatomiques et morphologiques uni-sagittales.

De cet état de choses, il résulte des actions musculo-squelettiques récupératrices de l'équilibre des superstructures pelvi-vertébro-céphaliques. Ces actions, déterminées par une statique réactrice, exercent alors une influence défavorable sur tout le mécanisme fonctionnel musculo-squelettique et articulaire rachidien. C'est par ces simples différences uni-sagittales entre les segments squelettiques et entre les bases osseuses de sustentation du système vertébro-articulaire, que se faussent les conditions normales de l'équilibre pelvi-vertébro-thoracique équi-sagittal. Il n'est pas de rétablissement compensationnel, de récupération d'équilibre, occasionnés par une anomalie, une asymétrie, une déformation, ou une perturbation statique du système vertébro-locomoteur, qui n'entraîne, au moins tem porairement, certaines déviations, certaines actions extra-fonctionnelles et, par cela même, certaines adaptations articulaires déformatrices.

Le danger, dans ce cas, c'est que ces phénomènes statiques, qui troublent l'ordre normal, se perpétuent et aggravent la situation. Cette aggravation se produit d'ailleurs en raison même des actions d'une dynamique musculo-squelettique extra-fonctionnelle, laquelle est nécessitée par les rétablissements de l'équilibre vertébro-thoracique, toujours orienté par la loi de pesanteur. Ces phénomènes anatomo-mécaniques, physiques, qui agissent au travers de toutes les défectuosités et de toutes les anomalies du système, peuvent aggraver ainsi toutes les causes de perturbation.

Il est de fait que le système vertébro-articulaire restant, comme tous les corps, sous l'empire de la loi de gravité, sa statique compensationnelle devra récupérer toutes les irrégularités anatomiques, toutes les asymétries segmentaires du squelette, toutes les pertes morphologiques, afin de ramener l'ensemble du système sur son axe vertical de gravité. Il faut en effet que la somme des différences entre les deux moitiés sagittales du système s'annule sur cet axe, ce dernier dût-il sortir du plan sagittal et de symétrie et les articulations costo rachidiennes réagir jusqu'à se déformer. La restauration de l'équilibre vertébro-thoracique se fait alors par compensation des différences anatomiques et segmentaires, sous l'action d'une dynamique extra-fonctionnelle. Cependant, cet équilibre ne se restaure et ne s'assure qu'aux dépens des formes articulaires, de celles des leviers squelettiques, et que par des tractions, des tensions et des pressions anormales, qui distendent et faussent toutes les syndesmoses vertébrales et vertébro-costales. Cela s'explique facilement : Le squelette, ses articulations et ses ligaments, si plastiques chez les enfants et les adolescents, sont nécessairement exposés, en raison même de leur souplesse et de leur faible résistance, à dépasser la mesure de leur obéissance normale quand ils sont sous la dépendance d'actions, de tractions et de

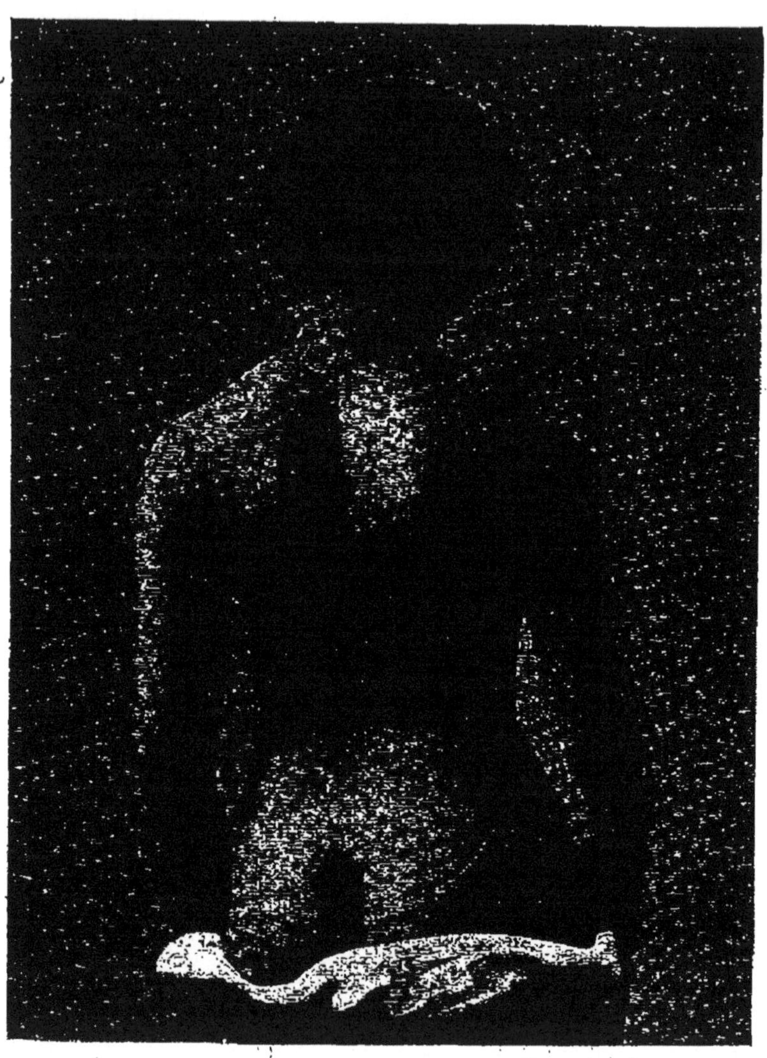

*Scoliose dorsale datant de trois à quatre ans,
redressée en deux ans par le corset à leviers costaux.
Voussure de 10° au voussomètre.*

tensions compensationnelles, c'est-à-dire forcées et anormales.

Dès lors, mobilisés et perturbés par une dynamique musculo squelettique appropriée aux efforts réactifs nécessaires au rappel et au maintien de l'ensemble du système sur son axe de gravité, lequel se transpose proportionnellement aux différences sagittales de la pesanteur et des fonctions, le squelette, ses leviers, ses articulations et ses syndesmoses vont-ils se déformer et céder plus encore ? C'est à ce moment que la question suivante se pose :

Ces irrégularités morphologiques, ces phénomènes anatomo-mécaniques, peu perceptibles encore pour l'observateur mal préparé, décèlent-ils une scoliose au début ? Peut-être serait-il prématuré de l'affirmer; mais il serait plus imprudent encore de le nier. Il y a doute... Assiste-t-on à des troubles mécaniques et fonctionnels dus aux asymétries squelettiques, ou au début de phénomènes pathogéniques ? Dans tous les cas, on ne saurait se défendre trop tôt. La formule archaïque que nous avons si souvent entendu reproduire : « Ces déformations sont peu importantes, nous verrons plus tard ; cela se passera en grandissant », cette formule, disons-nous déjà très fâcheusement appliquée quand il s'agit de légères déformations thoraciques, devient des plus dangereuses quand elle détermine une temporisation funeste devant la scoliose commençante, et *à fortiori* devant la scoliose caractérisée.

A l'aspect de certaines déviations, de certaines défectuosités suspectes, à l'aspect de certaines irrégularités vertébro-thoraciques et plastiques, est-il possible d'affirmer nettement que l'on se trouve simplement en présence d'inoffensives irrégularités anatomiques, d'asymétries et d'anomalies squelettiques sans gravité ni conséquence ? Peut-on assurer qu'on n'assiste pas au début de manifestations pathogéniques ; qu'on ne se trouve ni en présence de véritables troubles musculo-squelettiques et articulaires, ni en présence de véritables phénomènes mécaniques, peu prononcés encore, mais cependant de nature à provoquer des déformations ultérieures ? En un mot, est-il possible d'affirmer sans hésitation que ces prodromes, que cette mauvaise tenue, ne sont pas les signes caractéristiques, précurseurs de la scoliose ?

Quoi qu'il en soit, et en tout état de cause, il y a intérêt à s'opposer immédiatement aux suites et conséquences des déformations et des asymétries segmentaires et générales du squelette, avantage à corriger les plus légers troubles anatomo-mécaniques, prudent de s'opposer aux altérations de la morphologie vertébro-thoracique et de ses articulations, nécessité de barrer la route aux déviations les plus limitées en apparence. On éviterait ainsi de laisser marcher et s'aggraver des phénomènes, peut-être

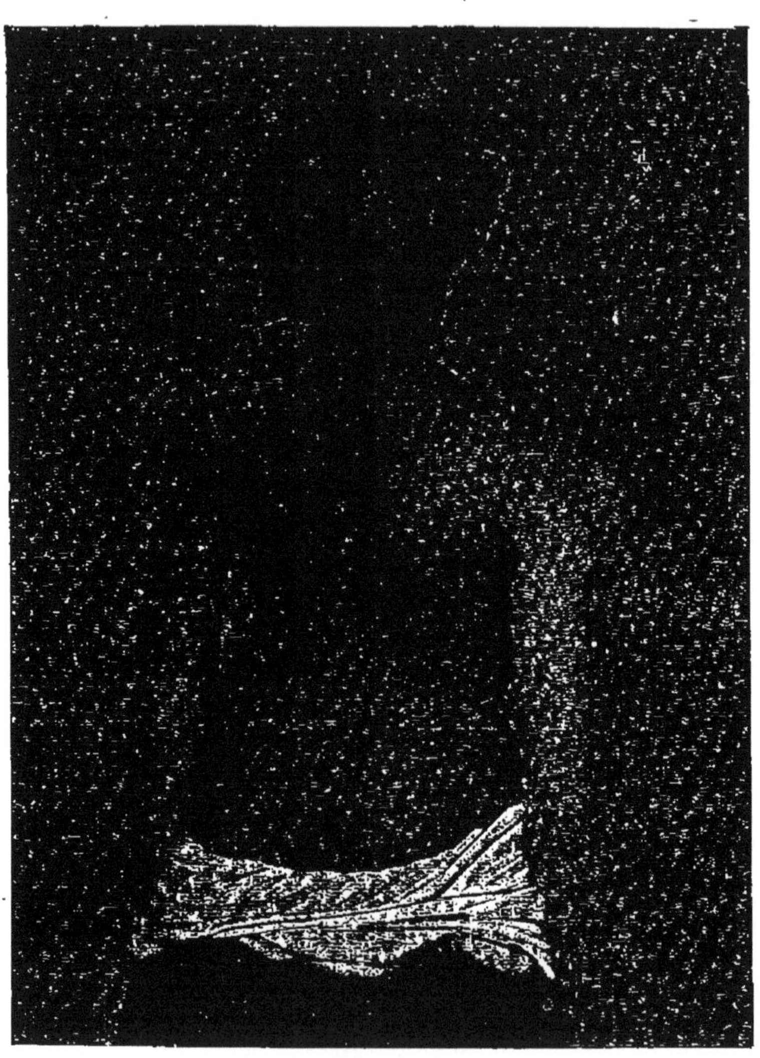

*Scoliose dorsale avec gibbosité costale de 16° datant de
6 ans environ, redressée en 3 ans 1/2
par le corset à leviers costaux.*

d'ordre pathogénique, peut-être d'ordre fonctionnel, mais toujours très capables de s'amplifier par perturbation des fonctions locomotrices et, par cela même, de causer les plus sérieuses déformations.

Cette question se pose précisément devant le praticien toutes les fois qu'il se trouve en présence d'une défectuosité, d'une tare ou d'une déformation véritable du système vertébro-thoracique, de quelque peu d'importance qu'elles lui apparaissent à l'examen de début.

Or, dans ces cas si fréquents, souvent inaperçus au cours d'un examen ou superficiel ou trop rapide, comment se garantir contre la marche des phénomènes anatomo-mécaniques, ou compensationnels et récupérateurs, ou pathogéniques et scoliotiques, toujours à prévoir, toujours en virtualité dans toutes les altérations de formes et de symétrie des pièces, des segments, qui constituent le squelette vertébral et costo-vertébral. La garantie est chose simple, à la portée immédiate du praticien et de la famille.

Conjointement aux massages squelettiques costo-vertébro-articulaires, (1) aux manœuvres raisonnées, aux assouplissements obtenus par une gymnastique spéciale, aux procédés kynésithérapiques et aux actions coercitives de la mécanothérapie, souvent favorables aux corrections vertébrales, lorsque ces exercices sont sérieusement pratiqués et précisément appliqués, il est un procédé mécanique aussi puissant qu'efficace, dont les résultats sont décisifs quand on l'emploie résolument, et parce que son action est ininterrompue.

Pour mieux comprendre l'utilité majeure, la nécessité irréductible de ce moyen permanent d'action, il faut réfléchir à ceci : On sait que les exercices raisonnés, les attitudes réactrices, les mouvements correcteurs, la gymnastique respiratoire, la série des mouvements ou automatiques, ou volontaires, les massages et les pressions méthodiques, les suspensions, les flexions, les détorsions et les assouplissements, quelle que soit l'importance qu'on leur accorde, ne sont pratiquables que pendant un temps relativement très court, qui ne peut dépasser 40 à 60 minutes par jour, et encore, en y revenant à plusieurs fois. En sorte que le sujet menacé de scoliose, ou même atteint de cette **affection**, reste livré à lui-même 23 heures sur 24, s'il ne complète ces exercices par d'autres procédés plus sûrs.

Le sujet est ainsi exposé à la perte à peu près complète des résultats acquis, quand il y en a, par les procédés ou gymnastiques ou mécanothérapiques exercés pendant une durée for-

---

(1) La théorie et la pratique descriptives de ces massages vertébro-costo articulaires paraitront dans un prochain travail sur la statique vertébrale.

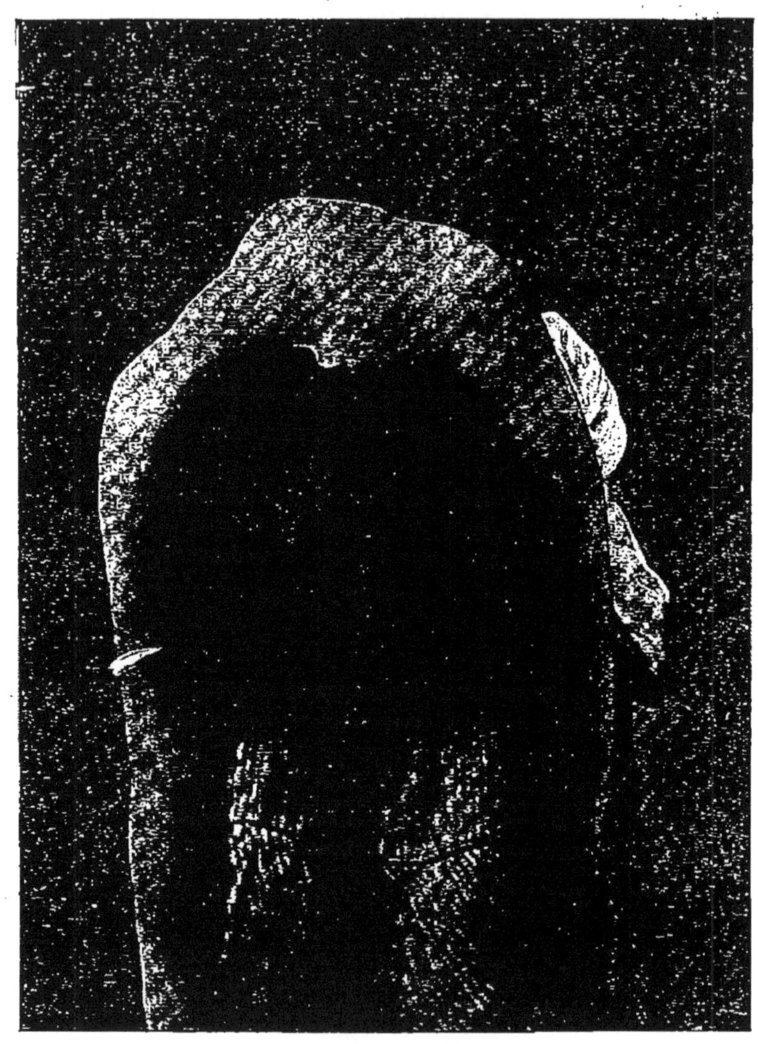

Scoliose dorsale ancienne avec légère voussure costale
datant de 3 ans, redressée en vingt et un mois
par le corset à leviers costaux.

cément limitée. Ces résultats, même en les supposant favorables, restent donc fatalement éphémères. Ils cessent dès que cessent les exercices et la coercition. Et de fait, les effets réactifs des manœuvres temporaires employées contre la scoliose, peuvent-ils dépasser le moment ou cesse la force coercitive ? Il est évident que les forces voient cesser leur influence en même temps que leur action. La conclusion est, par suite, élémentaire. Il faut donc qu'une nouvelle puissance active et permanente vienne combler cette lacune énorme du traitement. Sinon, ces exercices, parfois si difficiles et si pénibles à réaliser convenablement, auront été employés à peu près en pure perte, sans même arrêter dans leur évolution les déformations scoliotiques véritables.

Que convient-il donc de faire ? C'est précisément ici qu'il y a lieu d'employer le procédé mécanique, l'action coercitive, lente, prolongée et physiologique à laquelle nous avons fait allusion plus haut.

Ce procédé consiste dans l'application d'un corset orthopédique actif, précisément et individuellement approprié à chaque cas. Nous savons que ce moyen n'est pas encore admis par certains praticiens. Nous connaissons parfaitement les causes de cette antipathie. Elle se base sur l'infériorité particulière de certaines applications orthopédiques anciennes et même présentes, et sur leur inutilité vérifiée. Or, cela serait une justification très suffisante si cela était vrai pour tous les corsets. Cependant, il serait bon de revenir quelque peu sur cette opinion systématique, parce qu'elle prive un certain nombre de médecins et de malades d'un moyen de réparation des plus efficaces. Il y a corsets et corsets. Et c'est précisément sur ce point délicat qu'il y a lieu d'attirer l'attention de la fraction du monde médical encore réfractaire. Le scepticisme systématique risquerait ici de tout retarder. Le doute, qui appelle la constatation et la preuve, reste seul, comme en toute question scientifique, médicale, la vraie position. Aujourd'hui, on peut établir la preuve pratique, positive, que la scoliose essentielle, caractérisée, prise et traitée dès le début ou à temps, est mécaniquement curable, redressable. A part quelques très rares exceptions, par exemple celles qui ont leur cause dans une affection médullaire ou dans un rachitisme intense et des déformations de la toute première enfance, les déformations thoraciques scoliotiques, prises à temps, sont certainement réparables. La scoliose « essentielle » des enfants et des adolescents peut être redressée. Les scolioses graves anciennes, elles aussi, pourront être sérieusement améliorées. Les médecins qui nous adressent leurs malades et qui suivent quotidiennement nos applications ont tous constaté l'action effective des corsets actifs que nous appliquons aux scoliotiques qu'ils traitent. C'est d'ailleurs l'un des plus distingués chirurgiens des hôpitaux qui a déclaré « que si l'on se décidait enfin à adopter cet appareil, c'est-à-dire les corsets à leviers costaux, que nous présentons ici, on ne reverrait jamais plus les grandes déformations scoliotiques », lesquelles attestent d'ailleurs l'impuissance de l'ancienne thérapeutique. Il vaut d'autant mieux avoir recours immédiatement à ces

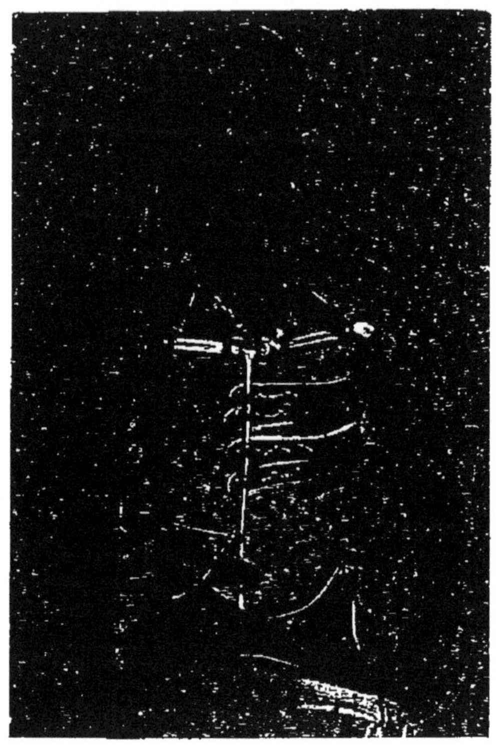

Corset à leviers costaux en application.

Type N° 1

corsets que leur action est nettement physiologique, qu'ils aident au développement physique du malade et qu'ils reposent ce dernier du *tractus* récupérateur, musculo-scoliotique.

En somme, et de concert avec notre clientèle médicale, aujourd'hui documentée, nous avons réformé absolument, pour le traitement mécanique de la scoliose, tous les corsets passifs, immobilisateurs, atrophiants, anti-physiologiques, c'est-à-dire, tous les corsets de plâtre, de silicate, de cuir moulé, de celluloïd, de feutre poro-plastique, et toutes les cuirasses enveloppantes et décevantes dont l'arsenal orthopédique est encore surchargé. Il y a trente ans que nous avons été encouragé par notre maître, M. le Professeur Le Fort, à pratiquer la méthode d'application des appareils actifs, appareils que lui-même nous faisait construire pour ses malades. Dès lors, d'accord avec les médecins qui suivent et contrôlent nos applications, nous avons pris l'initiative d'employer exclusivement des corsets réducteurs, physiologiques, actifs, munis des organes mécaniques nécessaires à une action réparatrice. Ces derniers sont en effet capables de réduire les forces anormales qui détruisent l'architecture squelettique, c'est-à-dire les pressions, les tensions et les tractions déformatrices qui caractérisent la scoliose. Avec les organes de notre nouvel appareil, c'est tout une évolution que subit le mécanisme des appareils et des corsets orthopédiques appliqués à la scoliose. Ce corset n'est plus seulement un simple soutien, sorte de tuteur neutre et passif, c'est un correcteur des plus actifs, des plus puissants, dont nous perfectionnons encore l'action par une adaptation précise aux particularités et aux difficultés de tous les cas qui se présentent. C'est ainsi que nos constructions actuelles justifient pleinement tous les termes du problème dont nous avons posé les premiers principes en communion d'idées avec M. le Professeur Le Fort, il y a un quart de siècle.

Pour tous ceux que la question intéresse, nous avons résumé dans un opuscule de cent pages (1) quelques données principales sur le mécanisme des déformations scoliotiques en les liant à la description de notre corset nouveau. Les principes sur lesquels repose la construction de ce dernier, les déductions mécaniques qui ont servi à établir le plan de ses organes, les forces dont il dispose, les résultats qu'il fournit, s'y trouvent également consignés. Enfin, nous avons abordé la critique des appareils généralement employés jusqu'ici au traitement de la scoliose ; puis, représenté graphiquement et mis en parallèle les particularités, les dispositions mécaniques et plastiques qui différentient ces appareils de nos corsets redresseurs. Les praticiens puiseront dans ce travail les informations indispensables à leurs justes préoccupations. Ils y trouveront également un certain nombre de renseignements nouveaux sur l'orthopédie vertébrale. Ces renseignements leur permettront de procéder à une sélection rigoureuse des corsets et des organes mécaniques destinés au traitement de la scoliose. Ils pourront ainsi éclairer

---

(1) Nouveau procédé mécanique de redressement des déformations vertébro-sterno-chondro-costales, classées sous le nom de scolioses. Paris 1907.

nettement leur religion sur un sujet encore assez mal connu des mécaniciens dits orthopédistes.

A la lecture de ce travail (1), ils constateront que la question des corsets orthopédiques applicables à la scoliose, peut-être traitée avec une entière indépendance, une technique fortement

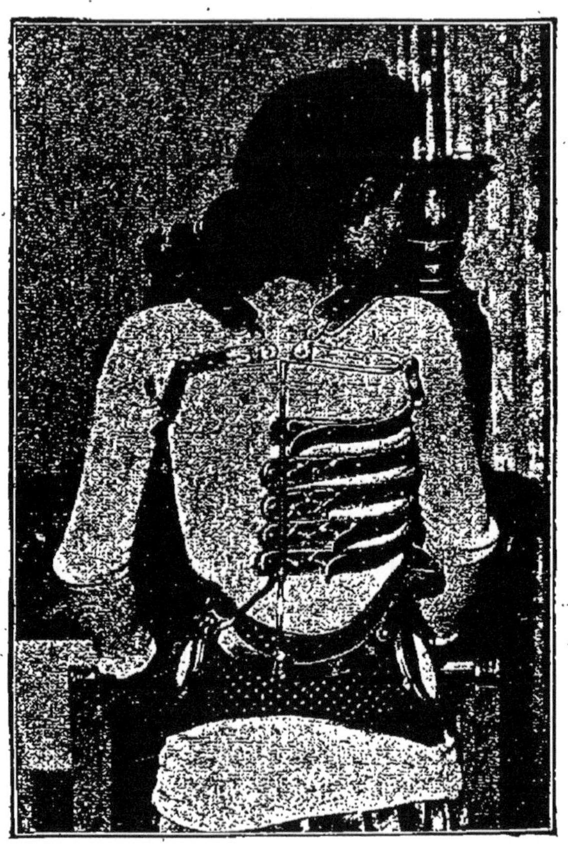

Corset à leviers costaux en application

Type N° 2

documentée. et garantie par une expérience professionnelle de plus de quarante années. Ce sont précisément les connaissances pratiques acquises au cours de cette longue période qui ont per-

(1) Cet opuscule est adressé franco à tous les médecins qui voudront bien adresser leur demande à la maison Lacroix, 7, rue de Médicis, à Paris.

mis à l'auteur d'aborder, pour le profit de tous, le chapitre, non encore assez sérieusement traité, des constuctions mécaniques appliquées au redressement des déformations vertébro-thoraciques scoliotiques.

Or, les corsets actifs, que nous préconisons depuis longtemps et que nous présentons aujourd'hui au Corps médical, doivent être très scrupuleusement construits et proportionnellement adaptés au cas et à l'état du scoliotique. Leur application plastique est des plus précise et des plus raisonnée. Ils présentent d'ailleurs un avantage important que n'offrent point leurs congénères : ils permettent au médecin traitant, à qui tous les renseignements techniques utiles sont fournis, de manœuvrer lui-même l'appareil et ses organes. Le praticien peut ainsi suivre pas à pas le redressement de son malade et activer l'amélioration et les progrès toujours constants de la réparation morphologique. En cours de traitement, il constatera de plus la restauration d'un état général qui se relève infailliblement sous l'application de notre appareil thoracique. Et cela est un point des plus importants à consigner ici

Comment d'ailleurs expliquer cette restauration de l'état général, sous l'action de notre appareil actif ? C'est que ce corset, dans lequel se repose réellement le malade, suspend immédiatement le tractus musculaire récupérateur et épuisant des scoliotiques. Dans tous les cas, le médecin pourra actionner et modérer à son gré les organes actifs, réducteurs de notre appareil, en proportionnant leurs pressions et leurs tensions au cas et à l'endurance de leurs malades. Quand nous ajouterons que ce corset est une filiation directe de celui que nous avons construit avec le Professeur Le Fort ; que, depuis longtemps déjà, nous pratiquons ces applications sur un très grand nombre de malades, puisque cet appareil a été breveté pour la première fois, il y a onze ans, sous le n° 46108, on comprendra que nos expériences, maintes fois confirmées, nous permettent de le présenter, en toute tranquillité de conscience. au choix du Corps médical.

C'est à ce point que nous avons maintenant des plagiaires, des contrefacteurs, qui nous suivent en remorque. Malheureusement pour ces imitateurs, il apparaît bien qu'ils tentent d'appliquer des principes de mécanique orthopédique qui ne leur sont guère familiers, qu'ils ne connaissent que très imparfaitement. Et qu'ils ne pourraient d'ailleurs justifier sans reproduire nos propres recherches et nos propres travaux, lesquels ont pris leurs dates. D'ailleurs, même en pratique, même en mécanique appliquée, il ne suffit pas de copier aussi servilement que possible, encore faut-il suivre, interprèter fidèlement l'idée maîtresse. le plan, raisonner l'action des organes qu'on prétend utiliser, découvrir, mesurer et calculer les forces, et, enfin déterminer

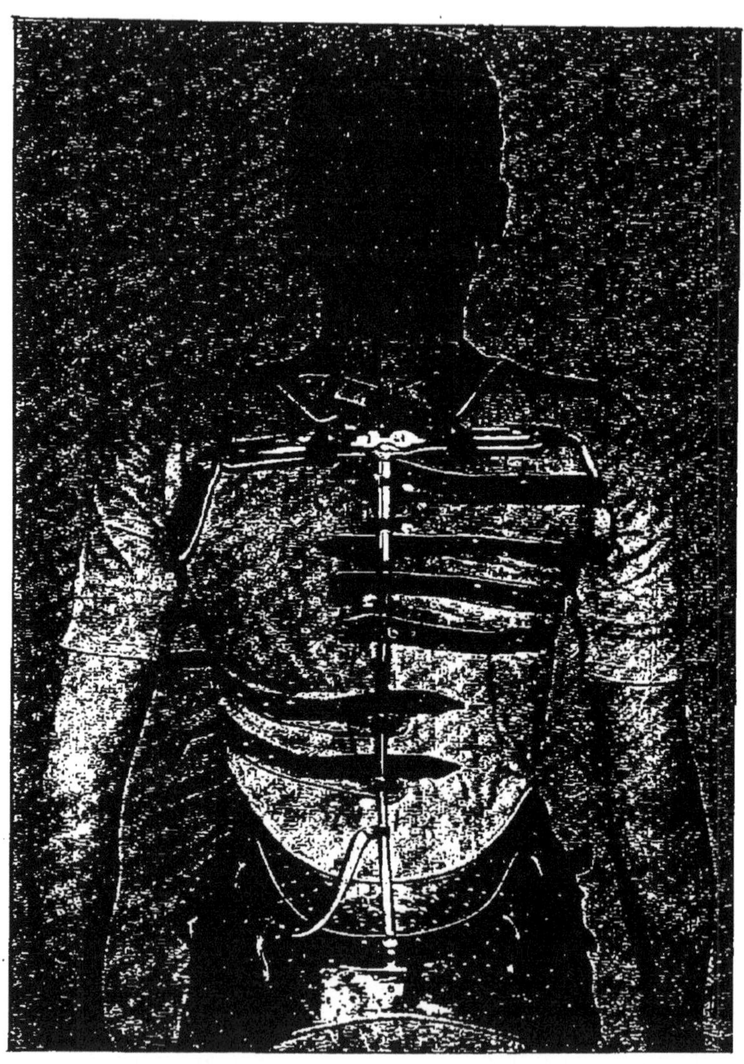

Corset à leviers costaux en application.
Type N° 3

les actions qu'on apprend à appliquer. Il ne suffit pas de s'emparer de conceptions toutes faites ; il faut savoir se les assimiler précisément. Il ne suffit pas de copier des modèles tout construits, encore faudrait-il connaître intimement l'idée directrice qui a déterminé précisément la construction et l'emploi de leurs organes. Ce n'est pas parce qu'on aura pu suivre quelques constructions, quelques applications faites par nous, parce qu'on aura su se procurer quelques types d'appareils sortis de nos ateliers, qu'on sera en situation de les faire reproduire convenablement et surtout de les savoir appliquer avec la précision et l'expérience technique requises. Il reste des différences radicales dans les imitations.

Voici plus d'un quart de siècle que de concert avec M. le Professeur Le Fort et avec ses encouragements, nous le répétons, nous nous sommes attelés à la réforme des corsets orthopédiques. Il y a tout autant de temps que nous avons posé en principe la nécessité d'abandonner la méthode d'application des corsets passifs pour y substituer celle des corsets actifs. Que quelques nouveaux venus, appréciant les résultats de nos expériences et constatant jusqu'à quel point notre méthode est rationnelle, essaient de s'en servir ou cherchent à établir en sous-mains qu'ils sont les initiateurs de la méthode, c'est une légende qu'ils ne parviendront point à créer. Il nous est trop facile de prouver par tous nos travaux antérieurs, par tous les documents imprimés que nous avons signés, par tous les témoignages que peut invoquer notre pratique, à qui revient le droit de priorité. Fortement appuyé sur nos publications antérieures, sur nos catalogues, sur nos croquis datés, sur nos recueils, sur nos travaux originaux depuis trente ans et sur nos brevets d'inventions, il nous est commode d'établir de façon irréfutable qu'il n'est possible à personne de s'adjuger ce qui revient à notre longue suite d'efforts. D'ailleurs, il est particulièrement maladroit de prétendre inventer de toutes pièces, même quand on contrefait ou copie, sans recherches acquises et prouvables. Une méthode ne succède pas spontanément et d'un seul jet à une autre. Il y a une descendance directe, des caractères communs, des liens intimes, des essais antérieurs, des travaux et des types connus depuis longtemps, qui s'y rattachent. Tous ces rapports d'origines sont faciles à produire en témoignage, et il n'est possible à personne d'oublier, d'effacer, ou d'accaparer cette succession d'efforts bien enregistrés.

Le corset orthopédique que nous présentons aujourd'hui au Corps médical a ses traditions. S'il représente de grands perfectionnements et décisifs, il possède aussi tous les attributs de supériorité que lui ont légué les travaux antérieurs et qu'il tient de recherches et d'acquisitions successives. Il n'est point dû au miracle de la génération spontanée. Il est un fait de progression positive. Il est le produit d'une longue évolution, le résultat d'essais et d'applications multiples et échelonnés, qui se sont succédés sous notre direction et par nos mains depuis plus de trente ans.

Nous contrefaire, question de loyauté mise à part, c'est donc rendre implicitement hommage à la suite de nos efforts et à la valeur de l'appareil qu'on tente d'imiter, mais sans même préparation, sans même aptitude. et sans même technique manuelle. C'est pour notre appareil une consécration supplémentaire. Ce n'est rien de plus.

Quoi qu'il en soit, ce corset orthopédique, que nous avons amené à un haut degré de perfectionnement, sur lequel nous travaillons toujours, constitue une précieuse ressource pour le médecin de la famille. Ce corset permet enfin au praticien de procéder lui-même au traitement mécanique des scoliotiques qu'il rencontre dans sa clientèle, de suivre et de contrôler, sans erreur possible, les résultats fournis par cet appareil actif, puissant.

De nombreux praticiens en ont fait ou en font présentement la convaincante et personnelle expérience. Souvent même dans la voie que nous suivons, leurs conseils nous ont aidé à vaincre certaines difficultés.

F. LACROIX.

N. B. — Veuillez noter, M. le Docteur, que notre méthode comprend trois types d'appareils redresseurs de la scoliose, tous trois construits d'après les mêmes principes anatomo-mécaniques, et d'après un même plan ; mais ces trois types sont progressivement gradués quant aux forces et aux organes dont ils disposent :

Le nº 1, applicable aux premiers symptômes de la scoliose caractérisée ;

Le nº 2, applicable à la scoliose, datant d'une ou deux années, caractérisée par des déformations saillantes.

Le nº 3, applicable aux déformations scoliotiques graves et plus ou moins anciennes.

Prière d'adresser toutes les demandes de renseignements à M. F. LACROIX, mécanicien-orthopédiste, 7 et 9, Rue de Médicis.

N. B. — Les mémoires suivants seront adressés franco à tous les médecins qui voudront bien transmettre leur demande à la Maison LACROIX, 7 et 9, Rue de Médicis, Paris VIe.

1° *Nouvel appareil orthopédique destiné à s'opposer à la formation de l'angle Pottique et à l'ouvrir.*

2° *Des résultats mécaniques du décubitus dorsal sur le plan horizontal en cas de mal de Pott.*

3° *Nouvel appareil applicable à la luxation coxofémorale congénitale uni-latérale et bi-latérale, avant et après la réduction de Lorenz.*

4° *Le Voussomètre. Mesure de l'angle costal dans la scoliose.*

5° *Nouveau procédé mécanique de redressement des déformations vertébro-sterno-chondro-costales classées sous le nom de scolioses.*

6° *Statique vertébrale et mécanisme des déformations scoliotiques.*

7° *Nouveau recueil des appareils orthopédiques, prothétiques et herniaires.*

8° *Le corset anatomo plastique de toilette. Son histoire.*

MAISON F. LACROIX

Ingénieurs

MÉCANICIENS ORTHOPÉDISTES

7 & 9, Rue de Médicis, PARIS (VIe Arrt.)

A. MICHALON, Editeur, 10, Rue de Vaugirard, PARIS VIe.

Dr A. CHIPAULT

ÉTAT ACTUEL DE LA CHIRURGIE NERVEUSE
(En Europe, Asie et Amérique)

3 volumes grand in-8, avec nombreuses figures. (1903).
Au lieu de **85 fr.**, net **45 fr.**

Ce magnifique ouvrage, auquel tous les spécialistes les plus autorisés de la neurologie du monde entier ont collaboré, est le monument le plus vaste et le plus complet qui ait jamais été écrit sur la matière. L'état actuel de la chirurgie nerveuse dans chaque pays est examiné, traité (traduit en français) par le spécialiste le plus compétent du pays même.

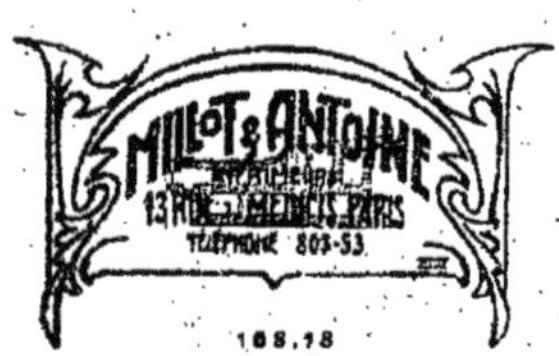
MILLOT & ANTOINE
13 RUE DES SAINTS-PÈRES PARIS
TÉLÉPHONE 803-53.
108.18